I0076718

8T3
48
(A)

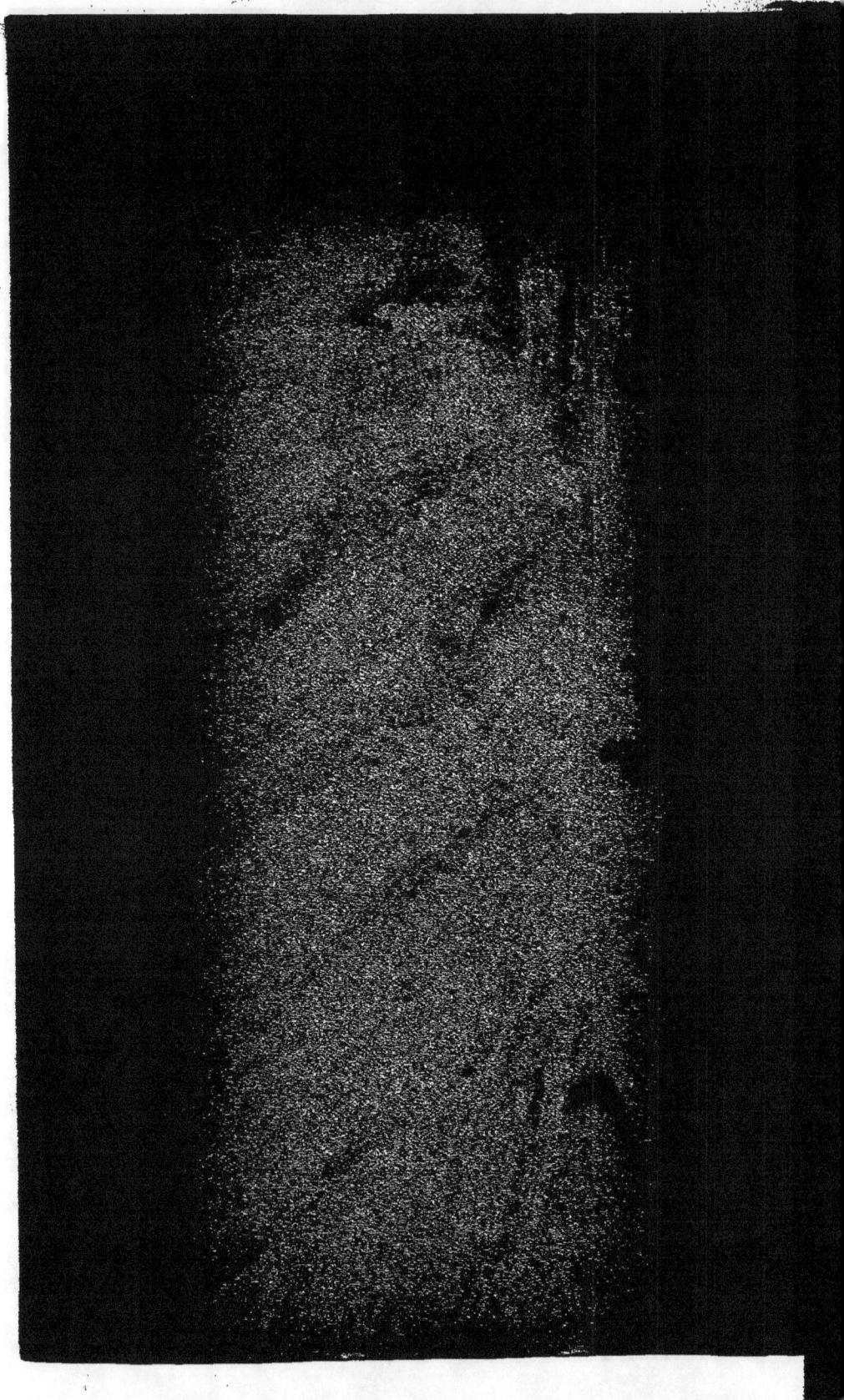

# LA MÉDECINE

## ET LES MÉDECINS

## EN CHINE

LE Dr GASTON DAGNY

*Officier d'Académie*
*Chevalier de la Légion d'honneur*

NEUVIÈME ÉDITION

VICHY

T3
48
A

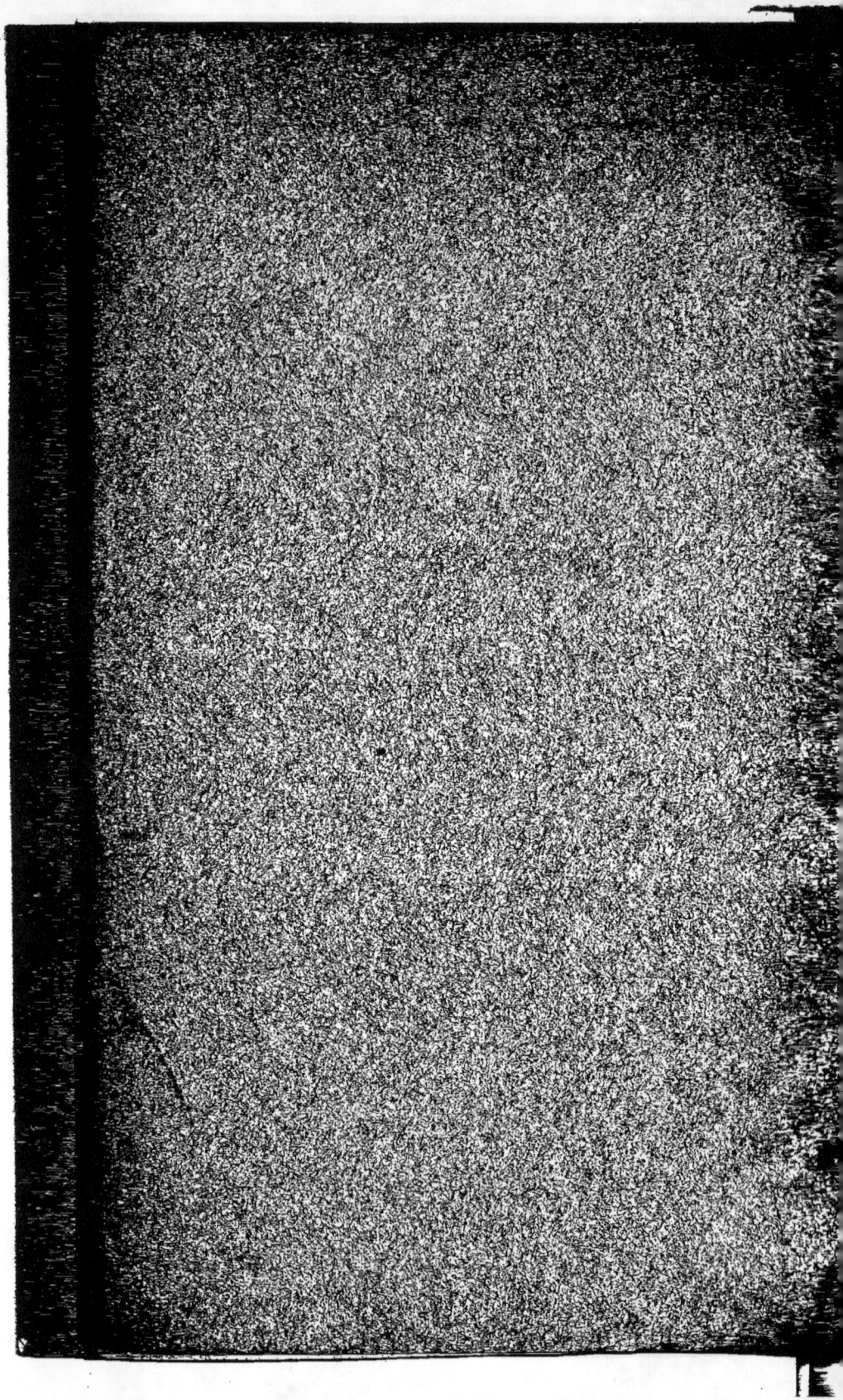

# NOTICE

SUR

# LA MÉDECINE

## ET LES MÉDECINS

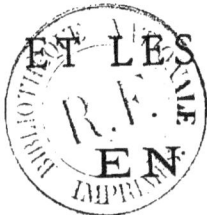

## EN CHINE

PAR

## LE D<sup>r</sup> CASIMIR DAUMAS

*Officier d'Académie*
*et Chevalier de la Légion-d'Honneur*

*NEUVIÈME ÉDITION*

VICHY

C. BOUGAREL, IMPRIMEUR, RUE LUCAS

1877

DÉPOT LÉGAL
Allier
1877

R. F.

T
3
48
A

LA PRÉSENTE NOTICE A ÉTÉ PUBLIÉE POUR LA PRE-
MIÉRE FOIS EN 1856 DANS LA *Gazette médicale*
DE PARIS

VICHY. — IMPRIMERIE C. BOUGAREL
Rue Lucas, ancienne Intendance

# NOTICE

SUR

# LA MÉDECINE & LES MÉDECINS

## EN CHINE

~~~~~~~~~~~~~~~

Le peuple Chinois est le premier de la terre pour l'indolence et la naïveté. Dès son origine, il s'est hâté de poser les conditions de son existence et de définir ses mœurs, pour décréter ensuite, sans souci de l'avenir, l'éternité de son repos. Sa constitution politique, la plus favorable à l'expansion individuelle, est encore, malgré de nombreuses et choquantes singularités, une des meilleures qu'on connaisse. Dans l'ordre moral, il fait semblant de pratiquer la religion de Bouddha ; mais, en réalité, il adore le ciel et la terre, desquels l'empereur est le grand prêtre, et il tient en un saint respect trois choses : la science, la vieillesse et la mort. Il joint à cela des pratiques d'une originalité bizarre et même absurde ; mais, avec elles, il trouve la vie bonne, et il a une profonde horreur, pour tout ce qui voudrait le troubler dans ses jouissances et dans sa tranquillité. Bien nourri de sublimes sentences et enveloppé dans ses chères habitudes, il vit d'un sommeil léthargique, plus heureux et plus constant qu'une chrysalide dans sa coque. Si jamais le ressort usé de notre globe tournant se brise en un point de son étendue, c'est en Chine que se fera la rupture.

Le peuple chinois est une protestation contre le mouvement perpétuel.

Néanmoins, dans son immuabilité apparente, ce peuple offre une tentation suprême à la curiosité des voyageurs et un vaste sujet d'étude à l'exploration des savants. Mœurs, coutumes, science, morale, tout chez lui est étrange, bizarre, étonnant de force et de faiblesse ; tout est fertile en bonnes leçons pour nous, sauf pourtant la médecine, qui n'est pas sortie encore des langes de la création.

Dans une histoire universelle de la médecine, la part de la Chine tiendrait, presque en entier, dans les premières pages ; le reste trouverait sa place dans les dernières, à l'article : Moyens de guérison. Un empirisme borné, joint à une pratique audacieusement routinière, tel est le caractère vrai des sciences médicales, dans le Céleste Empire. Ce caractère d'infirmité est du reste commun à toutes les branches de la science chinoise. Les principes existent, presque toujours justes, parfois étonnants de beauté, mais sans déductions qui les confirment et qui en justifient l'application. Figurez-vous une chaîne, dont les chaînons intermédiaires ont été supprimés. L'étude patiente, l'observation rigoureuse, la preuve positive, et ce long travail de contre-épreuve, qui sanctionne la théorie et assure la pratique, sont des éléments inconnus dans la science des mandarins.

Le génie chinois manque de la faculté de déduction et d'analyse ; il ignore les rapports de la cause à l'effet ; le dogme l'absorbe et le rend impuissant.

Dans le Céleste Empire, il en est de la science comme il en est de la religion, dans tous les pays. On s'incline devant les savants comme nous honorons les prêtres ; les sentences des anciens sont recueillies et apprises, en articles de foi, dont tous s'accommodent, dans la plus grande jouissance possible de cette vie et dans l'espérance de l'autre ; mais de tout ce fatras de sagesse morte et de superstition, le plus lettré des mandarins ne fera jamais sortir une loi scientifique, ni une application heureuse. Et si un éclair jaillit d'un de ces cerveaux quintessenciés, c'est une sentence nouvelle, aussi admirable, mais aussi stérile que ses aînées, qui vient prendre rang à leur suite. Et pourtant le peuple chinois a la passion des découvertes utiles ; mais la pratique chez lui est spontanée et toute d'invention, et ne dérive jamais des données de la science. Celui-là, par exemple, avait certainement une haute conscience médicale, qui a formulé cette maxime : « *Il faut deux yeux au pharma-*

*cien qui achète des drogues ; il n'en faut qu'un
au médecin qui les emploie ; le malade qui les
prend doit être aveugle.* » Eh bien ! Il est triste
de penser que je parle peut-être ici d'un affreux
magot, qui a doctement tué ses semblables, sa
vie durant, et qui n'a appris qu'au ciel les déplo-
rables résultats de sa pratique homicide !

Je pose donc en principe, et pour prévenir
toute surprise, que l'état actuel de la médecine
chinoise est de beaucoup inférieur à celui de la
médecine en Europe, il y a trois et quatre siècles. Cependant il sera toujours d'un enseigne-
ment utile de comparer les degrés d'une même
science dans différents pays, quelque dispropor-
tionnée, du reste, que soit la comparaison. A ce
point de vue, il est à regretter que ceux qui ont
exploré l'empire du Milieu n'aient pas consacré
une étude plus approfondie à l'histoire médicale
de ce pays. Ils y auraient trouvé, au moins, les
éléments d'une philosophie originale, et qui n'est
certes pas sans intérêt pour nous. Mais presque
tous les auteurs se sont contentés d'effleurer la
matière, et trop souvent, il faut le dire, ils ont
peu vu ou mal vu.


I


En Chine, comme dans tous les pays, la médecine a eu son dieu, créateur et protecteur, et son
premier médecin, parent ou allié de ce dieu et le
propagateur de ses oracles. Le premier médecin

de l'Empire du Milieu est un propre «fils du ciel»
l'empereur FU-HI, lequel écrivit un Traité des
herbes, autrement *Traité de Botanique ou d'histoire naturelle médicale*. Ceci se passait en
2880 avant Jésus-Christ! Après FU-HI viennent
l'empereur CHIN-NONG, qui donna un livre *des
recettes*, et un autre fils du ciel, HOAM-TI, auteur
de plusieurs ouvrages. Le premier est intitulé :
*Simples Questions*; un autre a pour titre : *Admi-
rables propriétés de la moëlle royale*, lesquelles propriétés se réduisent pour nous à une
seule, celle de nous rappeler imparfaitement l'action de la main de nos anciens rois, pour la guérison des écrouelles; un troisième Traité de
HOAM-TI est un *Traité de médecine interne*.
CHIN-NONG régnait en 2740 et HOAM-TI en 2690
avant Jésus-Christ !.... — Arrêtons-nous devant
ces dates, nous, les disciples du jeune ou mo-
derne Hippocrate, et levons humblement notre
bonnet! Des hommes qui rendent des points à
Moïse et qui ont marché sur la terre encore humide du déluge!...

Tels sont les premiers grands prêtres de la médecine chinoise; voici maintenant le dieu.

A Shang-Haï, me disait un jour M. de Montigny,
consul général de France dans ce pays, il existe
un temple de la bienfaisance, c'est-à-dire une maison consacrée à la distribution, au peuple, des
objets les plus nécessaires. Dans ce temple, le
dieu de la médecine a sa petite chapelle. Il est
représenté sous la forme d'un mandarin ventru,
avec une gerbe de fleurs à la main. Son teint est
rougeâtre, ses yeux étincelants, sa lèvre supé-

rieure, ornée d'une magnifique moustache, et
sous tous les rapports, il ressemble bien plus à
un démon qu'à un génie bienfaisant. On le voit
dans une superbe niche entourée de colonnes
dorées, sur lesquelles rampent des sphinx et des
serpents. Cette chapelle du dieu de la médecine,
est spécialement consacrée à distribuer au peuple;
devinez quoi?... des remèdes et des cercueils.
Tout ensemble la cause et l'effet, la chose par
laquelle on commence et celle par laquelle on
finit. Et le Dieu préside à cette distribution!...
Est-ce une ironie? Non, la chose est sérieuse.

Personnellement, je n'ai qu'une médiocre es-
time, pour ce magot stupide et gravement gouail-
leur; cependant je n'ose pas exhaler mes dédains
d'iconoclaste, en pensant à ces affreux plâtres
que l'on juche, avec un respect comique, dans
toutes les salles de nos écoles, dans tous les cabi-
nets et dans toutes les officines. Tous les jours
des ornemanistes promènent dans nos rues, entre
deux lapins qui branlent la tête, des bustes d'Es-
culape, coiffé d'une barrette et barbu jusqu'au
ventre, et Mercure — un drôle après tout —
parce qu'il porte un caducée à la main et des
ailes au talon, a ses entrées dans le sanctuaire
d'une science qui tend de tous ses efforts à devenir exacte! Idoles, idolatrie et idolâtres!... Au
moins les magots de la Chine, tous coulés en
bronze, ont quelquefois, dans leur genre, le mérite d'un objet d'art; les nôtres sont encore plus
honteux et plus ridicules de forme que de pensée.

Quoi qu'il en soit, ce nous serait un tra-

vail d'une longueur extrême, si nous voulions
entreprendre la simple énumération des ouvrages
enfantés sous l'inspiration de l'idole de Shang-Haï.
FU-III, CHIN-NONG, HOAM-TI ont eu des
disciples, des continuateurs et des commentateurs
qui ont accumulé les volumes, centuplé les systèmes et produit la plus prodigieuse quantité de
textes qu'on puisse imaginer. Quelques-uns de
ces livres ont des titres étranges, tels que :
l'*Armoire d'or*, le *Principal sentier de circulation de l'art*, etc., etc. ; les plus nombreux
sont des traités des fièvres, des traités du pouls,
et surtout d'interminables dissertations sur la
matière médicale, la botanique et les recettes
pharmaceutiques. C'est dans ce vaste arsenal de
connaissances, que les mandarins de la médecine
chinoise, ou si on le préfère, les hommes de
science, plongent tête baissée et font provision
de sagesse, mais les vulgaires praticiens n'y mettent pas tant de travail et se soucient peu de
remonter à de si anciennes sources. On a composé pour eux huit ou dix ouvrages élémentaires, avec lesquels ils font face à tout, et dont
voici les principaux titres :

Un *Traité des fièvres* ; un *Traité du Pouls* ;
le *Miroir d'or*, espèce de dictionnaire rédigé
par ordre de l'empereur ; la *Férule précieuse*
la *Boussolle des Médecins*, etc.

Les auteurs de ces divers ouvrages sont, en
général, les directeurs du Grand Collége, c'est-à
dire les médecins de la maison de l'Empereur.
Rien n'est pauvre, petit, mesquin, comme ce
résumé des sciences médicales chinoises. Les

maladies y viennent à la suite les unes des autres, rangées d'après un ordre de classification arbitraire et compètement inintelligible. On n'y trouve nulle trace de raisonnement ni de sérieuse observation, et rien, certes, qui se rapproche de l'éternelle méthode de nos classiques : historique, causes, symptômes, marches etc., etc. La meilleure idée à prendre des livres chinois est dans le souvenir des tablettes, que les anciens Perses suspendaient, après guérison, à la porte de leurs temples. C'est un empirisme grossier, qui ne prouve qu'une chose, c'est que les chinois auraient bonne envie de se débarrasser des maladies qui les incommodent, mais qu'ils ne savent comment s'y prendre, pour les étudier.

Je me suis amusé, il y a quelque jours, devant un tableau des diverses branches de la science, enseignées dans nos Facultés, à vouloir pointer celles qui avaient une certaine importance dans l'empire du Milieu : tous les points me sont restés dans la main. La première de ces branches, l'anatomie, est inconnue des Chinois. Ils n'ont que des notions très-vagues et très-confuses, notions d'instinct, si j'osais ainsi dire, sur l'anatomie générale ; quant à l'anatomie descriptive, il n'en est pas question. C'est assez pour eux de croire qu'il y a un organe qui reçoit les aliments, un autre qui contient le sang, sans qu'ils sachent comment l'un et l'autre de ces organes fonctionnent, ni quelle est la nature de leurs tissus. Cependant ils ont une connaissance complète de l'ostéologie : mais cela tient à un trait des mœurs chinoises, et les médecins n'ont là-dessus aucun avantage, sur les autres habitants de l'empire du Milieu.

Tout le monde sait la vénération profonde que les Chinois ont, pour les restes de leurs parents morts. Cette vénération est le côté saillant et qui caractérise le mieux ce peuple étrange, dont toutes les institutions reposent sur la consécration de la famille. Un cimetière est le lieu, entre tous, pour les descendants de Confucius. Ils le choisissent dans l'endroit le plus favorable, généralement sur une colline. Les tombeaux tous en forme de fer à cheval, sont symétriquement rangés, à l'ombre des plus frais ombrages. Un silence, rempli d'une mystérieuse poésie, règne dans ces asiles du dernier repos. Des allumettes parfumées brûlent presque continuellement aux pieds des tombes, sur lesquelles, à de certaines époques, les Chinois, obéissant à leurs croyances matérialistes, viennent déposer des aliments et des vêtements, dont ils supposent qu'on fait usage, dans le monde des immortels.

En général, lorsque les Chinois perdent un de leurs parents, ils enferment son corps dans un cercueil garni de chaux vive, qu'ils placent dans un endroit apparent de leur maison. Ils le gardent ainsi pendant plusieurs années, accomplissant toutes les cérémonies et lui rendant tous les honneurs, que comportent les rites. Ce n'est qu'au bout d'un temps fort long, qu'ils se décident à se séparer de ces précieux restes. Alors ils recueillent pieusement les os du défunt et les déposent avec soin dans des jarres, qu'ils transportent dans le cimetière commun. Cela se pra-

tique ainsi dans presque tout le midi de l'empire,
surtout chez les familles riches. Dans le nord, les
habitudes ne sont pas tout à fait les mêmes. Les
gens du peuple portent les cercueils, qui contiennent les corps de leurs proches, sur les bords
des routes ou le long des rivières, et les abandonnent librement à la décomposition. C'est
une coutume assez semblable à celle des Parsis,
disciples de Zoroastre, lesquels confient à la
chaleur solaire le soin de dévorer leurs morts.
Quand la putréfaction est terminée, les parents
viennent recueillir les os, dont ils font un minu-
tieux inventaire. Ils les numérotent avec grand
soin et les enferment dans des urnes qu'ils vont
enterrer dans la montagne. C'est par l'observation rigoureuse de ces usages que les Chinois ont
acquis les connaissances qu'ils possèdent en ostéologie. On ne pourrait trop se pénétrer du respect profond et de l'importance qu'ils apportent
dans ces pieuses cérémonies. M. de Montigny
me rapportait, à ce sujet, le fait d'un négociant
du Fo-Kien, qui, à la suite d'une translation de
cendres, était tombé tout à coup dans une tristesse morne, dont on ne pouvait le relever; le
pauvre homme avait, dans l'opération, égaré la
clavicule gauche de son père.

Le respect des Chinois pour les morts est
cause que les autopsies sont rigoureusement pro-
hibées dans l'empire du Milieu; aussi il serait
superflu de dire que les altérations anatomiques
n'y sont pas même soupçonnées. Ce que les médecins appellent leur médecine légale se borne à

quelques pratiques incompréhensibles exercées sur la surface du corps.

Malgré cette absence complète des notions les plus élémentaires de la structure humaine, les mandarins se sont épuisés en hypothèses et en théories, sur les maladies qui l'attaquent et tendent à la détruire. Avec une ignorance noire des premières conditions de l'existence de l'homme, ils ne laissent pas d'avoir un système particulier de physiologie, lequel joint à leur principe des maladies, constitue ce qu'on peut appeler leur philosophie médicale.

Il n'est personne parmi nous, tant soit peu versé dans l'étude de la science, qui ignore le retentissement qu'eut jadis, en Europe le système des *éléments* et la doctrine de l'*humorisme*. Si les Chinois pouvaient devoir quelque chose à un peuple quelconque de la terre, ils descendraient, en ligne obscure, de Galien. Toutes les hypothèses absurdes, les vaines subtilités et le verbiage pompeux des rêveries humorales se retrouvent dans leurs systèmes de médecine, mais avec une grande infériorité de connaissances sur les actions de nutrition, sur les éléments multiples, sur les existences et les propriétés physiques et chimiques des divers fluides.

Galien, on le sait, expliquait tout, en médecine, par les quatre éléments et les quatre qualités primitives, attachées à ces éléments, le chaud, le froid, le sec et l'humide. Il prétendait ainsi ramener la science à un petit nombre d'idées claires et faciles à définir! Dans le corps humain, il admettait quatre humeurs, qui participaient des qualités des éléments et se différentiaient en plus par la couleur. C'étaient;

Le sang ; qui était rouge, chaud et humide ;

La pituite ; blanche, froide et humide ;

La bile ; jaune, chaude et sèche ;

La mélancolie ; noire, froide et sèche.

Les mêmes propriétés étaient attribuées aussi aux médicaments, qui étaient chauds ou froids, secs ou humides à différents degrés, et de ces diverses combinaisons du chaud, du froid, etc. ; résultait leur saveur, douce, amère, àcre ou acide, etc. Galien, faisait intervenir là-dessus un *esprit vital*, pour rendre je ne sais quel compte des phénomènes de la vie, et il plaçait la cause invariable de toutes les maladies dans l'altération primitive des humeurs.

Voici maintenant un tableau du système physiologique des Chinois :

| CINQ PLANÈTES. | CINQ VISCÈRES. | CINQ ÉLÉMENTS. | CINQ COULEURS. | CINQ GOUTS |
|---|---|---|---|---|
| Saturne. | L'estomac. | La terre. | Jaune. | Doux. |
| Jupiter. | Le foie. | Le bois. | Vert. | Acide. |
| Mars. | Le cœur. | Le feu. | Rouge. | Amer. |
| Vénus. | Les poumons. | Le métal. | Blanc. | Piquant. |
| Mercure. | Les reins. | L'eau. | Noir. | Salé. |

Il serait difficile, on le voit, de nier que le galénisme, si longtemps tout-puissant, et qui, de nos jours encore, remue çà et là quelques vieux tronçons de sa queue, n'est pas, (le mot m'échappe) une chinoiserie. Les Chinois, il est vrai, admettent cinq éléments et remplacent l'air par le bois et le métal ; mais en cela, ils ont tout autant de raison que Galien en avait de réduire les éléments à quatre et de mettre l'air à la place du métal et du bois. En outre, ils apportent les planètes en supplément dans leur système : cela tient à leur principe de philosophie générale, dont nous dirons un mot tout à l'heure, et qui tend à relier sans cesse le ciel, la terre et l'homme. Et puis n'avons-nous pas appris dans notre propre histoire, qu'il fut un temps où l'on ne pouvait être un peu médecin sans être passablement sorcier et beaucoup astrologue ? Avec les Chinois, il faut toujours regarder le passé.

Voici, d'ailleurs, comment les savants du Céleste Empire se servent des planètes : Ils disent : « Celui qui gagnera une maladie *chaude* à l'heure de Mars, et celui qui en gagnera une *froide* à l'heure de Saturne, seront tous deux extrêmement souffrants. Si Jupiter a occasionné l'indisposition, c'est une affection de foie ; si Mars est la cause d'une fièvre, c'est une maladie du cœur. »

Une troisième différence qui consiste chez eux, à remplacer les humeurs de Galien, par les organes qui les produisent, semble indiquer et faire espérer une honnête tendance à l'organicisme ; mais nous savons, hélas ! comment les Chinois traitent l'anatomie. Cette différence prouve seulement qu'ils ignorent mieux encore les fluides que les solides de l'économie : ce qui d'ailleurs ne veut pas dire qu'on ne puisse être humoriste, même sans avoir la première idée des humeurs.

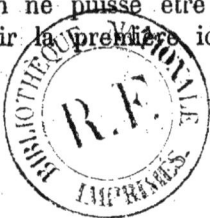

Les Chinois divisent, comme Galien, les maladies en *chaudes* et en *froides*. Ils n'ont, il est vrai, que des notions très confuses sur la pathologie humorale ; néanmoins, ils appliquent aux médicaments la division même des maladies ; ils attaquent l'inflammation avec des purgatifs et leurs formules ont la même longueur et sont d'une complication aussi indigeste, que les prescriptions fastueuses de la pharmacie galénique.

A la suite de ce pompeux système de philosophie morbide, nous devons ajouter que les illustres mandarins ne savent rien des phénomènes les plus simples de la physiologie humaine. Ils ignorent absolument la nutrition, et son double mouvement de composition et de décomposition ; ils ne soupçonnent pas même l'acte digestif, les opérations respiratoires et la véritable circulation du sang. On peut avancer, sans leur faire tort, qu'ils ne savent pas comment ils marchent. La mécanique de la vie humaine leur échappe à bon titre : ils n'ont, pour arriver à cette connaissance, aucun élément de physique, et la chimie qu'ils emploient feraient rougir de honte un contemporain de Paracelse. Mais ils se rattrapent dans des systèmes vagues et puérils, qu'ils étalent prétentieusement et dont ils tirent grande vanité.

Les Chinois ne connaissent de la circulation que l'acte apparent, c'est-à-dire la pulsation des artères. Là-dessus ils ont construit une théorie du pouls, qui est leur conception capitale et le complément de leur doctrine du chaud humide.

Leur raisonnement s'appuie sur deux bases principales, la *chaleur naturelle* et *l'humide radical*, qui, suivant eux, sont les principes de toutes les maladies, et qui, pour nous, correspondent aux deux symptômes de la fièvre, la chaleur de la peau et le mouvement du sang. L'état de santé n'est que la juste mesure de ces deux principes, dont le premier est le fait des esprits et le second, l'humide radical, est porté par le sang. Dès lors, étant donné une maladie, la première chose à faire est de courir à la recherche de l'humide radical, et par l'état du pouls, en constater la différence en plus ou en moins. Telle est la base de tout diagnostic.

Partant de là, et voyageant sérieusement à travers l'incroyable et l'absurde, ils ont dépassé dans leur système les subtilités et les divisions imaginaires de la méthode galénique. Ils reconnaissent vint-quatre espèces différentes de pouls, lesquelles se fondent dans trois genres principaux, c'est-à-dire :

Le *Kun*, désignation qui répond au pouls de la partie supérieure du corps jusqu'au cœur inclusivement ;

Le *Kouan*, qui va du cœur à l'ombilic ?

Le *Che*, de l'ombilic aux pieds.

Le pouls n'a pas la même valeur, suivant qu'il se fait sentir à gauche ou à droite. Les pouls à gauche, autrement dit *ad extra*, participent surtout de la nature de la chaleur première ; les pouls à droite, c'est-à-dire *ad intra*, tiennent surtout de celle de l'humide radical.

Ce qu'il y a de plus étonnant encore que la puérilité de ces divisions et subdivisions, c'est la finesse de tact et l'incroyable habileté avec lesquelles les Chinois parviennent à en préciser les imperceptibles nuances. Leur manière de procéder au toucher du pouls est d'une originalité risible, qui mérite d'être rapportée.

Le lieu d'élection, variable de droite à gauche, selon la maladie, se fait généralement en trois endroits : sur le métacarpien du pouce, au poignet ou un peu plus haut. Dans les maladies du cœur, par exemple, ils tâtent le pouls au poignet de la main gauche ; dans celles du foie un peu plus haut, et dans celles du poumon, sur le métacarpien du pouce droit. Ils appliquent les quatre doigts de la main sur l'artère, la compriment d'abord et la relâchent peu de temps après. Ensuite ils lèvent et posent alternativement les doigts, lentement, gravement, pendant quatre ou cinq minutes ; tandis que leur figure prend un aspect méditatif, qui dénote un grand travail de comparaison mentale. Ils sont dans cette opération d'un comique adorable. On a dit qu'ils ont l'air, en l'accomplissant, de toucher du piano, et je crois qu'ils en touchent réellement. Les Chinois comparent, en effet, le corps à un instrument de musique, dont toutes les parties sont harmoniquement solidaires, de façon qu'il leur est facile d'apprécier nettement l'état des viscères, par les seules vibrations du pouls. En France, cela s'appelait *lire sur le front*, à l'époque où les enfants croyaient encore à cette ruse de leurs nourrices.

Par l'état du pouls, les Chinois reconnaissent la cause du mal, le siége et la nature de l'affection ; ils posent le diagnostic et prononcent le pronostic ; bien plus, ils peuvent déterminer le sexe de l'enfant qu'une mère a conçu ! à la condition, toutefois, que celui-ci se chargera de venir seul au monde. Les médecins chinois sont prohibés dans les accouchements.

Mais si l'endroit où est la première chaleur, dans la main droite de la femme, renferme un pouls grand et abondant, à coup sûr l'enfant est un mâle, si le même pouls se remarque à la main gauche, ce sera une fille, et on verra naître deux jumeaux, mâle et femelle, si le pouls grand et abondant est, ensemble, aux deux mains !

Lorsque le pouls est *roide*, ils disent que la douleur est dans l'estomac ; quand il est profond le mal est aux reins. Les affections morales tombent avec autant de facilité, sous la main du praticien chinois. Le pouls de la joie et d'une *lenteur modérée* ; celui de la tristesse a quelque chose d'aigre, et celui de l'inquiétude rêveuse est passablement *embrouillé*.

Au moyen du pouls les Chinois prédisent aussi l'avenir et excellent dans cet art, par une façon nette et carrée, qui fait plaisir à constater. Ils admettent d'abord, comme signe d'une excellente santé, cinquante vibrations se suivant régulièrement et sans interruption. Maintenant, si une interruption se remarque à la 41e pulsation, ils disent que c'est le signe de la destruction d'une partie du corps et d'une mort certaine, au bout de quatre ans. Si l'interruption se manifeste à la 31e, mort au bout de 3 ans ; à la 21e, mort au bout de deux ans ; à la 16e, mort au bout d'un an, et au-dessous de la 16e, longues et cruelles maladies !

Telle est, en résumé, cette fameuse théorie du pouls, base de la médecine chinoise : un grave charlatanisme, travail de songes creux et de sorciers... Certainement on peut y rencontrer quelques idées médicales à peu près justes, mais quel travail pour extraire si peu de bons grains de cette ivraie malsaine ! Et le père Duhalde, dans son livre sur la Chine, croit à cela comme à un prodige et voudrait s'en servir pour diminuer la réputation d'ignorance des médecins chinois... Oh ! certes, non. En les jugeant en toute impartialité, et sans que la charité chrétienne vous dévie la langue, on ne peut dire d'eux qu'une chose : ce sont des farceurs !

L'histoire naturelle fait plus d'honneur aux Chinois. C'est leur science de prédilection, celle dans laquelle ils ont fait le plus d'efforts et obtenu les meilleurs résultats. Succès de borgnes au pays des aveugles, si l'on veut, mais il y a si longtemps qu'ils travaillent pour l'obtenir, qu'on aurait mauvaise grace à ne pas le constater.

Tandis que chez nous, l'histoire naturelle a mis toute une période de siècles à briser les liens qui la retenaient confondue avec les autres sciences, en Chine elle a été la premiere, à dégager son individualité de la masse des connaissances. En médecine, elle est le tronc commun

où viennent aboutir les autres parties de la
science, auxquelles elle communiquera peut-être
un jour, quelques étincelles de sa faible virtua-
lité. Nous avons vu que le premier livre de botanique datait de l'empereur Fu-hi, plus de deux
mille ans avant J.-C.; aujourd'hui toutes les connaissances naturelles sont réunies dans le fa-
meux PEN-TSAO ou herbier, l'ouvrage le plus
important de la médecine et de la pharmacie
chinoises, et qui n'est pas comme son nom l'indique, un simple traité de botanique, mais une
vaste encyclopédie de minéralogie, de botanique, de zoologie et de matière médicale, autrement, la nature entière dans ses rapports avec
l'homme. L'espace me manque dans ce simple
aperçu, pour donner une analyse détaillée de
ce livre remarquable ; je suis donc forcé de ren-
voyer le lecteur qui désirerait mieux le connaître,
aux pages que lui ont consacrées Duhalde et
Abel Rémusat. Duhalde en parle avec enthou-
siasme ; Abel Rémusat dit qu'il mériterait d'être
étudié en France avec le plus grand soin, et en
tire la conclusion, que les connaissances naturelles des Chinois constituent un ensemble scientifique, qui est loin d'être sans valeur.

Les Chinois n'ont appris l'histoire naturelle
que très-superficiellement et par le fait d'une
observation grossière ; mais pour la première fois,
ils ont apporté dans cette étude une méthode sa-
lutaire. On trouve dans le PEN-TSAO tout un système de nomenclature et une classification, pour
ainsi dire, rationnelle, des objets naturels, d'après
leurs caractères les plus saillants. Sans doute

cela ne constitue que les rudiment d'une véritable science, et ces classifications, examinées
dans leurs détails, sont presque toujours arbi-
traires et entachées d'une grande confusion ;
néanmoins nous ne pouvons abuser de notre
supériorité, au point de les dédaigner absolument.

Je me permettrai même, à ce sujet, une remarque : c'est que le principe de classification
des Chinois, basé principalement sur les ana-
logies qui rapprochent les objets, me parait, en
tant que principe et comme loi générale, plus
fécond et plus vrai que celui de Cuvier, qui,
presque toujours, n'appuie ses divisions que sur
des différences. Aussi Cuvier, ce grand histo-
rien de la nature, n'en est pas le philosophe ; il
a dressé le catalogue précis de la création, mais
il n'en a jamais compris la pensée.

Les Chinois divisent l'histoire naturelle générale en trente familles ; quatorze de ces familles renferment le règne animal, onze le
règne végétal ; les autres appartiennent au règne
minéral. La matière médicale est principalement comprise dans l'étude de la botanique. Les
plantes sont classées, fort arbitrairement, avec
une grande confusion et un défaut complet de
discernement. Les Chinois ne caractérisent pas
leur sexe comme nous, et ils ignorent absolument les divisions en cryptogames et en phanéro-
games ; néanmoins ils les font participer à leur
système de philosophie générale, qu'on a appelé
« le système sexuel de l'univers. » Qu'on me
permette de m'arrêter un instant sur ce grand

principe, pour lequel d'ailleurs je ne crains pas
d'avouer une certaine inclination, et qui nous
donnera la clef des anomalies, que nous avons
remarquées dans l'intelligence de ce peuple sans
pareil.

Un jour (on sait qu'il est des jours où, malgré
soi, on se sent philosophe et rêveur), un jour
donc, nous causions, quelques amis réunis, de
choses assurément fort graves et sérieuses. —
Où allons-nous? Quel est le but de ce monde?
Je développais pour ma part, la théorie atomi-
que et la loi d'attraction ou loi d'amour, qui en
est la magnifique expression. Entraîné par l'ar-
deur de la conversation et aussi par une conviction réelle, je suivais cette loi dans ses splendi-
des opérations. Je la voyais active sur la matière,
façonnant les êtres, perfectionnant les formes,
soufflant partout le contact et l'accouplement;
toujours vivante au milieu de la mort, toujours
puissante, pour conserver et réunir, au milieu de
la destruction et du changement perpétuels ; et,
dans le monde, embrassant l'élément matériel
dans toute son étendue, tirant sur les corps célestes et terrestres, animés et inanimés, pour les
réunir en un centre commun, pour les resserrer
sous une étreinte plus passionnée, pour les fon-
dre dans une seule et même forme, l'unité...
Alors, saisi par la beauté du spectacle, je m'écriai,
dans un élan superbe de conviction : nous allons
à la fusion amoureuse de tous les corps ! l'univers tend à l'hermaphrodisme !...

Si c'était une prescience de notre destinée ou
le souvenir d'une croyance puisée dans une

existence antérieure ? Je ne puis le dire. Toujours est-il que l'antiquité en masse, |a placé au commencement du monde cet hermaphrodisme que je renvoie à la fin.

Dans l'Inde, ce berceau de la vie, il est dit que Brahma, après la sortie de l'œuf d'or, voulut une compagne, et aussitôt il devint hermaphrodite. Par un autre acte de sa volonté, les deux sexes, ainsi réunis, furent immédiatement séparés, et devinrent l'homme et la femme. La fiction égyptienne suppose l'intervention d'un principe hermaphrodite, dans le développement de l'œuf terrestre. En Grèce, Platon a proclamé l'androgyne, et la croyance chrétienne elle-même, quoique moins explicite et moins complète, ne laisse pas cependant de faire sortir la femme de l'homme. Dans tous les pays enfin, la langue parlée, consacrant le principe hermaphrodite de toutes les religions, appelle, aujourd'hui encore, la femme, une moitié de l'homme. Mais ce qui, plus encore semble prouver l'universalité et peut-être la réalité de ce mystère antique, c'est que les Chinois, ce peuple *sui generis*, solitaire entre toutes les nations, auxquelles il n'emprunte rien, ni lois, ni mœurs, ni croyances, ni origine, les Chinois partagent, dans l'hermaphrodisme, la croyance générale des hommes. Leur doctrine philosophique est essentiellement matérialiste ; l'univers physique est l'objet de leur culte, et c'est à ce culte, il faut le dire, qu'ils doivent le haut degré de supériorité proportionnelle, qui distingue chez eux l'histoire naturelle.

Ils admettent un premier principe matériel, principe hermaphrodite, qu'ils nomment *Tai-ki*, lequel, en se divisant, a produit le ciel et la terre c'est-à-dire le mâle et la femelle autrement le *Yang* et le *Yin*. Là est l'origine de toutes choses. De l'union du *Yang* et du *Yin* sont sorties toutes les existences et toutes emportent le principe sexuel, devenu inhérent à leur nature. « Le principe céleste, disent-ils, était mâle, le principe terrestre, femelle ; toute la nature, *animée* et *inanimée*, peut être distinguée en masculine et féminine. Il n'y a pas jusqu'aux végétaux qui ne soient mâles et femelles. Par exemple, il y a du chanvre mâle et du chanvre femelle, du bambou mâle et du bambou femelle ; rien enfin de ce qui subsiste n'est indépendant du *Yang* et du *Yin*. » Les Chinois, en effet, étendent à la nature entière cette division du mâle et de la femelle. C'est la doctrine qui les accompagne dans toutes leurs conceptions et dans toutes leurs théories. Ils adorent le ciel, le yang, qu'ils appellent *Tien*, le père et la terre ; le yin, qu'ils appellent *Te*, la mère. Le soleil, c'est le *Yang* ; la lune, c'est le *Yin* ; le le jour, *Yang* ; la nuit, *Yin*.

Ils divisent les connaissances humaines en trois branches : le ciel, la terre et l'homme qui est le produit des deux premiers. Toutes les divisions et subdivisions qu'ils établissent ensuite dans leurs études, sont soumises à la division première. Il n'y a pas jusqu'aux nombre auxquels ils ne donnent leur genre. L'unité et tous les impairs forment les mâles, le 2 et tous les pairs constituent les femelles.

Ils considèrent l'homme comme un petit univers ou microcosme, auquel ils appliquent la doctrine du grand univers. Ils le divisent en trois parties : supérieure, moyenne et la partie inférieure, qui participe des deux autres. Dans leur système de physiologie, le chaud, le sec, la force participent de la nature du Yang; le froid, l'humide, la faiblesse tiennent du Yin. L'état de santé réside dans une certaine proportion entre ces éléments. En anatomie, ils appellent le cœur « l'époux », et les poumons « la femme ». Dans leur théorie du pouls, la chaleur première, c'est le Yang; l'humide radical, c'est le Yin. La même idée enfin se prolonge dans la matière médicale et règle l'emploi des médicaments. Voici comment il raisonnent : « La partie supérieure du corps participe du Yang et de la nature du ciel, par conséquent les remèdes qui conviennent à cette partie du corps sont les têtes des plantes; les corps des plantes sont pour les affections du milieu, etc., etc. » Le même raisonnement, nous l'avons vu, les a portés à diviser le pouls en supérieur, moyen, etc.

Dans un ordre d'idées plus élevées, l'homme pour eux, consiste dans l'union intime d'un *Ki*, ou esprit vivifiant, Yang, et d'un *King* ou corps visible, Yin. Mais il faut le dire à leur louange, jamais ils n'ont eu la pensée, ni même le soupçon, de l'indépendance et de l'immortalité privées de l'âme. Ils sont pour l'hermaphrodisme dans la vie, et ils le sont encore après la mort; et ils ne sauraient comprendre un état d'existence séparées, pour un des deux principes. D'ailleurs cette

croyance absolument matérialiste, de l'indivisibi-
lité de notre nature, a été la foi de toute l'anti-
quité et elle est si puissante que la philosophie
chrétienne, elle-même, qui s'appuie précisément
sur sa négation, n'a pu se défendre néanmoins
de la consacrer. On dit bien, il est vrai, que le
corps est vil et périssable, et que l'âme seule est
immortelle; mais on ajoute aussi, qu'au jour de la
résurrection, le corps sera réuni à l'âme pour
jouir ou pour souffrir avec elle, éternellement...

Telle est, en substance, l'état des sciences
médicales dans l'empire du Milieu.

Si j'ai réussi à faire passer dans l'esprit du lecteur l'idée que j'en ai moi même, il m'approuvera
de m'abstenir de toute réflexion. Il est impossible, en effet, au point de vue de nos propres connaissances, de donner autre chose qu'une analyse de ces théories vagues et incertaines et de
ces systèmes redondants et verbeux, dont on ne
peut saisir ni le commencement réel, ni la fin
prochaine. Et, pourtant, au milieu de cette décla-
mation et de ce verbiage, il y a des idées dont on
ne peut nier la justesse, et il y a le dogme matérialiste, ce père éternel de toutes les sciences !

Il ne manque aux Chinois que deux choses
pour devenir savants comme des Européens :
l'observation patiente et laborieuse, et la méthode d'analyse et de déduction. Le ciel aurait dû
leur envoyer Descartes dont, au besoin, nous
nous serions passés. Mais le ciel semble imiter les
travers des hommes, il ne donne qu'aux riches.

## II

Si maintenant nous descendons de ces hauteurs théoriques, pour jeter un coup d'œil sur les simples praticiens du Céleste Empire, le tableau devient moins sérieux, mais non moins original. La science, en Chine, est une montagne sacrée, sur laquelle les Lettrés tournent les pouces, en proie au parfait amour de la sentence et aux élucubrations de la doctrine du creux ; mais les médecins chinois, qui ne sont pas des Lettrés, n'y mettent pas tant de façon et ne se lancent dans les théories et les systèmes, que tout juste pour ne pas révolter la décence de leur état. On peut se faire une idée assez exacte des praticiens de l'empire du Milieu, en les comparant aux officiers de santé, qui prennent leurs brevets dans nos départements. Nous avons vu qu'ils ont taillé, à leur usage, une très-petite bibliothèque, au milieu de l'immense encyclopédie chinoise ; un tout petit catéchisme pour se donner des airs de croyants. La vérité est qu'ils ne s'en servent que pour apprendre les règles du charlatanisme. Il y a, dans leur pratique, un côté puéril et prétentieux, qu'ils puisent dans leurs livres ; pour le reste, ils sont Chinois, c'est-à-dire très-ingénieux, et souvent leur inspiration est heureuse.

En Chine, les médecins ne sont pas des Lettrés, c'est-à-dire qu'ils ne font pas partie du corps des Mandarins, l'unique aristocratie de l'empire. Ce sont ordinairement les fruits secs des divers examens auxquels on soumet les Lettrés, qui embrassent la profession médicale. Il y a, à ce sujet, un proverbe chinois qui dit « d'un vieux mandarin on fait un jeune médecin ; » ce qui ne signifie point que l'âge absorbe l'intelligence, ou, qu'en devenant vieux on devienne incapable ; non ; le respect des Chinois pour les vieillards, éloigne cette opinion téméraire ; mais il est des individus qui font du titre de Mandarin la convoitise de toute leur vie ; ils le pourchassent dans tous les concours, et, d'année en année, ils arrivent ainsi à la soixantaine. Il n'est pas rare de voir des étudiants de cet âge affronter courageusement la chance des examens : alors le proverbe veut dire que, si le sort trahit une dernière fois leur bonne volonté, la médecine leur garde le moyen de soulager leur amertume. — Féroce consolation au malheur aigri !

Cette persistance de candidature, que d'aucuns poussent même beaucoup plus avant dans la vie, ne doit pas, du reste, nous surprendre, dans un pays qui observe des maximes comme celle-ci : « *Par l'instruction, les fils du peuple* « *deviennent des grands et sans instruction les* « *fils des grands redescendent dans la classe du* « *peuple* ; » et dont le principe gouvernemental est cet autre : « *Premièrement choisir les hommes* « *capables. Au plus instruit le premier rang !* »

Malgré l'état rétrograde de la science chinoise, cette désertion des titres scientifiques nous sem-

ble une chose fâcheuse en France surtout, où
nous tenons quelque peu le diplôme en grande
vénération. Les Chinois, d'ailleurs, pensent
comme nous à l'égard des savants, aussi leurs
médecins sont mal considérés. On se sert d'eux,
parce que c'est l'usage, en cas de maladie ; mais
les habitants du Céleste Empire ont plus de
confiance en leurs talismans et en leurs amu-
lettes, dont ils se couvrent le corps et dont ils
remplissent leurs maisons, qu'en l'art de leurs
Esculapes. Les sorciers, les diseurs de bonne
aventure, les rebouteurs, les remouleurs et tout
ce peuple de jongleur et de fripons, qui guérissent avec de bonnes paroles, jouissent d'une
grande faveur dans la superstition chinoise.

Il existe une secte religieuse, connue sous le
nom de *Tao-ssé*, qui pratique avec succès la
crédulité populaire. Les Tao-ssé sont les descendants de *Laò*, l'Epicure de la Chine, qui
éleva sa doctrine en religion. Jadis ils ont joui
d'une célébrité extraordinaire. Ils s'occupaient
d'alchimie et de magie, lisaient dans les astres
et fabriquaient l'*élixir d'immortalité*. On les
appelait alors les « célestes docteurs. » Aujour-
d'hui, quoique la secte soit dégénérée, elle n'en
fournit pas moins une foule d'imposteurs, qui
exploitent l'art de guérir et se disent en relation
avec le démon.

Les chefs de la secte possèdent dans le
*Kiang-si*, province de l'empire, un vaste établissement, où se rendent de toutes parts une foule
d'individus, qui ont foi en leurs sortiléges. D'ailleurs les temples boudhiques partagent, quoique

en moindre proportion, cette faveur de croyance.
Là aussi on arrive pour se faire guérir, sinon
par l'entremise du diable, au moins avec le secours de quelque élixir secret, rendu irrésistible
par de bonnes prières. Et pourquoi en serait-il
autrement lorsque, en France, nous voyons tous
les jours des exemples de pareilles superstitions?
Dans le midi, il n'est presque pas un village ou
une petite ville, dont le curé ne s'institue le
« céleste docteur » à l'encontre d'un pauvre
diable de médecin, qui n'a pas la chance, lui,
de pouvoir dire des messes pour nourrir ses
enfants. Le remède de Leroy est, en général, la
panacée universelle que les populations croyantes
reçoivent des mains du saint ignorant.

Cette concurrence et d'autant plus redoutable
aux médecins de la Chine, qu'ils ne justifient eux-
mêmes d'aucun titre, pour forcer la confiance
des malades ; aussi ils en sont réduits à la combattre à armes équivalentes : charlatanisme, pom-
peuses supercheries, et toutes jongleries capables
d'en imposer à la crédulité du vulgaire.

En Chine, la profession médicale est libre,
mais libre dans la plus vaste étendue du mot. Il
n'y a ni école publique, ni lois qui réglementent
l'exercice de l'art. Le premier venu peut, du jour
au lendemain, s'improviser médecin et faire ses
affaires. On ne lui demande ni certificat d'étude
ni garantie de capacité. Toutes les vieilles com-
mères qui, chez nous, détiennent encore quelques remèdes secrets, passeraient d'emblée médecins dans l'empire du Milieu. Ceux-là seuls

qui veulent entrer dans la maison de l'empereur, à Pékin, subissent un examen probatoire, sur les antiques, devant leurs confrères du grand Collége. Pour les autres, *habeas corpus*, et le malade, par ce fait, devient libre de se faire guérir ou tuer, au choix, par le premier individu, qui accepte cette marque de confiance. Ce défaut d'organisation qui pourrait, jusqu'à un certain point, être admis en Europe, où la diffusion des lumières lui ferait un contre-poids suffisant, est certainement vicieux en pleine ignorance chinoise. Chez nous, maintenant que la science, fortement constituée, est entrée dans une voie d'exactitude presque mathématique, l'autorité scientique a fini son temps et voit son règne pâlir devant la persistance et les efforts individuels. Les écoles et les diplômes pourraient disparaître et le danger n'être pas considérable. Mais, en Chine, la science est à créer, et elle ne peut l'être, sans l'autorité du Maître dans une école publique et sans une organisation fortement restrictive.

Les Chinois, cependant ne dédaignent pas certaines formalités palliatives, que, d'ailleurs, leur intérêt bien compris rend nécessaires. — En général, lorsqu'un individu se voue à la pratique de l'art médical, il commence par acheter les quelques livres élémentaires dont nous avons parlé, et ensuite il entre en service auprès d'un des praticiens de l'endroit. Il prolonge son apprentissage plus ou moins longtemps, à son gré, jusqu'à ce qu'il se juge assez fort pour exercer de sa propre autorité... Les praticiens tirent

grande vanité du nombre de leurs élèves ; ils
les mènent avec eux dans leurs visites, et les
promènent de maison en maison, comme une
réclame vivante. Juvénal, on le sait, attaque
vivement cette coutume, qui était aussi celle des
médecins de l'ancienne Rome. Quelques praticiens, médecins et pharmaciens à la fois, font
trainer derrière eux, par leurs élèves, des caisses
contenant des drogues, dont ils peuvent avoir
besoin. Mais cet usage devient une exception,
depuis que les professions de médecin et de
pharmacien , d'abord confondues , tendent de
plus en plus à se séparer.

L'exercice médical, dans le Céleste Empire,
a toujours un caractère privé ; il n'y a ni hôpitaux ni service public. Cependant il existe des
établissements que l'on met à la disposition de
ceux qui souffrent ; mais ce sont des espèces de
lieux d'asiles, pareils à nos maisons de santé, où
les malades appellent les médecins de leur choix.
C'est dans ces établissements que le gouvernement fait soigner les soldats malades et les
employés. Il désigne à cet effet des médecins
auxquels il paie leurs visites, mais qui ne sont
revêtus d'aucun caractère officiel. Trompés généralement par l'esprit de famille, si profondé-
ment enraciné dans les mœurs chinoises, les
auteurs ont expliqué cette absence de médecine
publique, par le petit nombre de misérables et
de gens abandonnés , qu'on trouve dans le
Céleste Empire. La vérité est qu'il y a en Chine
beaucoup de malheureux, sans compter les or-
phelins qui y sont nombreux comme partout, et

lès bâtards, qui y viennent bien quelque peu,
quoique, ou parce que dans l'empire du Milieu.
L'absence d'hôpitaux est due au défaut d'organisation médicale. Joignez à cela que le gouvernement distribue dans le temple, des remèdes aux
pauvres : alors le logement étant gratuit, les remèdes aussi, il ne reste plus que le médecin à
payer ; or, avec un peu de bonne volonté, on
se persuade aisément que le médecin doit se
dévouer à l'humanité souffrante. Aussi les médecins chinois ne recherchent pas cette trop
honorable clientèle.

Il n'en est pas de même de ceux que requiert
le gouvernement, et qui sont, pour ainsi dire,
les médecins militaires de la Chine. Le choix de
l'autorité est une distinction d'un haut prix,
qu'ils ambitionnent vivement. Lorsque, pendant
plusieurs années, ils ont fait preuve d'habileté
dans leurs fonctions, les Mandarins leur confè-
rent des titres honorifiques, qui équivalent à des
brevets de réputation et à des certificats d'infail-
libilité. La clientèle suit naturellement ces espèces de croix d'honneur, auxquelles les Chinois
donnent la plus grande notoriété. Le gouvernement, pour les conférer, use d'un procédé som-
maire et radicalement positif. Il consulte le
chiffre des morts et celui des guérisons. Si la
deuxième colonne est la plus forte, les praticiens sont reconnus capables, et distingués
comme tels ; quant à leurs confrères, qui se
sont montrés plus faibles que la mort, on les
remercie de leurs services. Tout le génie chinois
est dans ce trait. On permet aux Lettrés toutes

les abstractions et la quintessence de toutes les
rêveries ; mais en dehors des Mandarins et dans
l'application, on ne reconnaît qu'une chose, le
but sérieux et l'utilité réelle. A cela les médecins malheureux répondent, pour se consoler,
en répétant l'adage chinois : « que la médecine
peut dompter les maladies, mais non point le
destin. »

Ceci me remet en mémoire une petite anec-
dote, qui eut lieu pendant l'épidémie de choléra
de 1849.

Un intendant militaire, en parcourant un état
des cholériques, traités dans un des divers services des hôpitaux militaires de Paris, remarqua
que le chiffre des morts s'allongeait en dehors
de la proportion ordinaire. Il décida immédiatement, et en homme compétent, que le chef
de service manquait à la science et à ses devoirs ;
il le fit appeler et lui adressa une sévère répri-
mande.

A Chinois, Chinois et demi...

« Monsieur, répondit le docteur, le gouvernement me paye pour soigner les malades et non
pour les guérir ! »

Depuis, ce même docteur, victime à son tour
du fléau, a terminé courageusement au milieu
des cholériques de Crimée une longue et dou-
loureuse carrière, qu'il avait inaugurée, sous
le premier empire, par six ans de captivité en
Sibérie.

On ne trouve en Chine aucun établissement,
particulier au traitement des aliénés. Les fous
ont la liberté d'aller et de venir dans les rues,

3

à la condition de n'être ni incommodes ni dangereux pour ceux qui les rencontrent. Le gouvernement les considère comme des êtres désormais inutiles, dont il n'a point à s'occuper, sauf le cas de réclamation portée contre eux. Alors, sur une première plainte, il fait prévenir leurs familles de prendre des mesures et de les sequestrer dans leurs maisons. A la seconde réclamation, on les prend et on les enferme dans les prisons de l'Etat, comme des criminels. Là, s'ils ne guérissent pas, ils y meurent sans qu'on les soigne, à moins que leur famille ne se décide à les réclamer.

Dans les épidémies comme la peste, et aux époques où les fièvres sévissent particulièrement, l'autorité se borne à prescrire les premières mesures de salubrité, et ordonne ensuite de grandes prières au ciel et à la terre, pour les rendre favorables et éloigner ainsi les fléaux. C'est ce que les Chinois appellent leur règlement d'hygiène publique ! N'avons-nous pas dit qu'ils avaient plus de confiance en Dieu, pour guérir, qu'en la science de leurs médecins ? Ils ne sont pas. après tout, aussi rétrogades qu'ils le paraissent.

Ajoutez maintenant, pour compléter ce tableau de la profession médicale en chine, tous les raffinements d'invention que peut le charlatanisme le plus effronté. Sous ce rapport, les médecins chinois ne le cèdent aux médecins d'aucun pays, pas même à nos artistes en l'espèce parisienne. Les Charles-Albert, les Jozan (de Saint-André) et tous ceux qui font litière de leur profession, ne sont que des petits drôles à côté de leurs camarades de l'empire du Milieu. « On a « beau venir à l'autre bout du monde, a écrit « le docteur Yvan, on n'y trouve pas moins le « charlatanisme triomphalement établi. Il est « même, en Chine, plus éhonté que chez nous ; « car, dans ce pays, la loi laisse au public le soin « de se prémunir contre les embûches qu'on « tend à sa crédulité. » Le docteur Yvan écrivait ces lignes de la Chine, sous l'impression des regrets que laisse toujours la patrie absente, sans cela il eut ajouté que, malgré nos lois protectrices, nous sommes encore, sur ce chapitre horriblement chinois.

Nulle part la profession médicale n'est plus morcelée que dans l'empire du Milieu, nulle part les spécialités ne sont plus tranchées et plus nombreuses. Il y a les médecins particuliers des garçons, des petites filles, des hommes, des femmes, des vieillards ; il y a un médecin pour toutes les difformités : médecins des bossus, médecins des aveugles, médecins des boiteux ; des médecins pour tous nos organes : le médecin du cœur, le médecin de l'estomac ; des médecins pour toutes les parties du corps, pour tous les doigts de la main, le médecin du pouce aussi bien que le médecin du petit doigt...

Cette énumération, je prie qu'on le remarque, n'a rien d'exagéré. J'ai sous les yeux une boîte de chirurgie chinoise, dont la seule inspection suffit pour confirmer ce que j'avance. C'est une réunion de petits instruments effilés, tranchants, assez semblables entre eux, du reste, et qui, sous une forme bizarre, se rapprochent de nos instruments de petite chirurgie. Eh bien! les Chinois font de toutes ces lancettes et de ces petits couteaux, un usage strictement local, que leurs noms indiquent, et rien n'est plus étrange assurément! Je donne la traduction de quelques noms ; par ceux-là, on jugera des autres.

Il y a un instrument spécial pour faire sortir le pus, du dos du pouce, du plat de la main, de la main, du bras, de l'avant-bras, de la partie interne, de la partie externe de la joue, etc., etc. Promenez un abcès de la tête aux pieds, successivement, à deux pouces de distance, sur le corps de quelque misérable, les Chinois poursuivront le déplacement, avec un instrument à tout coup spécial. Donnez-leur une de ces varioles, qui entraînent avec elles une centaine de dépôts sous-cutanés, ils feront fabriquer des instruments, s'ils n'en ont pas assez, mais ils attendront pour attaquer les foyers, d'avoir un nombre correspondant de lancettes.

Si je n'ai rien dit encore de la chirurgie chinoise, c'est qu'elle n'existe pas à l'état de science séparée de la médecine. A l'exception des ponctions légères dont je viens de parler, les Chinois ne se sont point encore essayés dans le manuel opératoire. Sous ce dernier point de vue, le premier chirurgien de la Chine est assurément le bourreau. On ne coupe que les têtes dans l'empire du Milieu!.. mais on les coupe très-bien ! il faut le dire. C'est la main d'un homme qui tient le couteau et qui désarticule les vertèbres cervicales, avec une prestesse et une habileté, qui font prendre en dégoût notre sèche guillotine. A la suite du bourreau, on peut citer quelques médecins audacieux, mais plus bourreaux encore, qui voudraient bien amputer les bras, si, depuis leurs premiers essais, les bras se laissaient encore amputer. Quand, par hasard ils rencontrent un imbécile de bonne volonté, leur procédé est aussi simple qu'expéditif. Ils coupent tout rond, d'un bon coup, en vrais bouchers ; puis, pour arrêter l'hémorrhagie, ils trempent le moignon saignant, dans un baquet rempli de résine bouillante ! Et, pour le malheur de la science! on voit des gens qui bravent ces mutilations et qui guérissent de ce supplice !

A part cette barbarie exceptionnelle, les Chinois s'abstiennent de toute amputation. Ils n'ont même pas de règles pour la saignée, qu'ils ne pratiquent jamais, à cause du grand respect qu'ils ont pour le sang. Leur ancienne médecine était pourtant moins scrupuleuse et plus hardie. Les vieux livres chinois contiennent une méthode, pour ouvrir le ventre et laver les intestins, et une autre pour trouer les os et les débarrasser du poison qui les a pénétrés !... Hâtons-nous de dire que les médecins d'aujourd'hui ont renoncé à ces épouvantables pratiques, comme étant trop difficiles... Ils ne se permettent que l'opération de la cataracte, qu'ils pratiquent par abaissement, sans savoir pourquoi, mais plusieurs, avec une remarquable habileté.

Je crois avoir dit que les médecins chinois ne s'occupent en rien de l'art des accouchements.

En chine, où l'intérieur de la famille est soigneusement caché au dehors, le mariage a des mœurs secrètes, qui souffriraient de la présence d'un homme, au moment où le mystère conjugal va s'éclaircir. Ce sont des matrones qui assistent les femmes en mal d'enfant. Dès que les premières douleurs se manifestent, une de ces dames saisit la patiente à bras-le-corps, à la hauteur de la ceinture, pour donner un point d'appui à ses efforts, tandis que les autres s'apprêtent à recevoir l'enfant, dont elles facilitent la sortie par d'adroites manœuvres. Lorsque l'enfant est venu au monde, elles le plongent dans un bain d'eau tiède préparé à cet effet, et l'en retirent au bout d'un quart d'heure, après l'avoir soigneusement lavé. Elles procèdent ensuite à l'expulsion du délivré et n'abandonnent la femme, qu'après la chute complète du placenta. Rien n'indique que les matrones chinoises connaissent l'usage que nous faisons du seigle ergoté, pour activer la délivrance ; mais, quand les douleurs sont trop lentes et, dans le cas d'accouchement laborieux, elles ont recours à des infusions de plantes obstétricales. Dans aucun cas, elles ne se servent d'instruments : elles ne font usage que de leurs mains, avec lesquelles elles exécutent toutes les manœuvres de nos plus habiles praticiens.

Il me reste à jeter un dernier coup d'œil sur la thérapeutique des Chinois et sur l'emploi qu'ils en font, dans les diverses maladies.

Les Chinois tirent leurs agents thérapeutiques

du règne végétal et du règne minéral, et les classent, d'après un ordre de puissance arbitraire, en *Empereurs, Ministres, Assistants* et *Agents*. Cette division est dominante dans les recettes qu'ils emploient et dans leur art de formuler. On voit, dès l'abord, en quelles mains ignorantes repose le droit redoutable de médicamenter, pour guérir : car ces désignations n'attestent aucune action reconnue, aucune propriété physiologique ou chimique des médicaments ; elles sont le fruit de systèmes imaginaires, plus absurdes encore que ceux, qui amènent les médecins chinois à diviser aussi les médicaments, en chauds et en froids ; etc. Mais en Chine, il faut se contenter de voir ce qui existe, et ne jamais en demander le pourquoi ni le comment.

Les formes, sous lesquelles les médecins chinois emploient les médicaments, ne diffèrent pas des nôtres ; ils les administrent en poudre, potions, bols, pilules, etc. Eux aussi, ne considèrent pas, comme chose indifférente, de les donner sous l'une ou l'autre de ces formes, avec la réserve, pourtant, que nous avons, nous, pour agir ainsi ; des raisons fondées sur le degré d'activité des substances, variable avec le mode d'administration. Au lieu de ces raisons, les Chinois ont un raisonnement.

Pour le comprendre, il faut se rappeler ce que j'ai dit du *Yang* et du *Yin*. La doctrine reçoit ici son complément. « S'ils ont à combattre « une affection rhumatismale, dit un auteur

« anglais ; suivant que la maladie aura son siége
« dans les membres supérieurs, Yang, ou dans
« les membres inférieurs, Yin, ils emploieront
« les médicaments en infusion ou en pilules. »

Les règles que les Chinois ont établies, sur
l'art de formuler, suivent la même filière et sont
soumises au principe de l'hermaphrodisme.

Dans tous les pays du monde, une formule
comprend, en idée, au moins deux choses : le
choix de la substance et sa dose. Je laisse vo-
lontairement de côté l'association des médicaments ; les Chinois, en effet, ne se rendent
aucun compte des réactions de leurs principes
immédiats les uns sur les autres. Mais, en re-
vanche, ils font grand cas du nombre de substances à associer. Cela dit, il ne nous reste plus
qu'à continuer le raisonnement.

Si la partie malade participe plus particulièrement de la nature du Yang, les substances entre-
ront, dans la formule, en plus grand nombre,
leurs doses seront plus élevées, et leur choix de
meilleure qualité que si c'est le Yin, auquel il
s'agit de rendre hommage.

Dans cette pensée, les médecins chinois, entre
autres formules, en ont admis deux principales,
qui sont : le *Ta-fang* ou grande recette, et le
*Tchong-fang* ou moyenne recette. Je copie tex-
tuellement leurs indications, dans une lettre
sur la pharmacie chinoise, écrite par le docteur
Yvan :

« Le *Ta-fang* doit être composé de douze subs-
« tances : un médicament de l'ordre des *Kiam*
« ou empereurs, deux de l'ordre des *Tchin* ou

« ministres, trois de l'ordre des *Trao* ou assis-
« tants, et six employés subalternes.

« Le *Tchong-Fang* ne doit renfermer que neuf
« substances, dont un *Kiam*, trois *Tchin* et cinq
« employés subalternes. »

Ne dirait-on pas, en voyant ces préparations
hiérarchiques, l'ordonnance d'un menu festin,
combiné en l'honneur de la puissance et de l'ap-
pétit relatifs de la maladie?

En présence de toutes ces inepties, on comprend combien il serait difficile de trouver un
lien quelconque, qui, de la théorie, mène à une
application rationnelle. La thérapeutique chinoise
est le digne couronnement de la science que
nous avons passée en revue ; en fait, on peut
la considérer comme un pistolet chargé entre les
mains d'un aveugle.

Mais, en commençant cet article, j'ai parlé de
l'intuition pratique qui distingue les habitants du
Céleste Empire... En effet, si l'on voulait passer
en revue toutes les découvertes utiles que les
Chinois ont faites en dehors de toutes données
scientifiques, on aurait assurément un livre fort
curieux. C'est, par exemple, sans le secours de
la théorie de l'optique, que les lunettes sont ve-
nues se placer sur le nez des Mandarins, et si
bien, ma foi, qu'elles sont le complément néces-
saire de leurs personnes, et qu'on pourrait défier
l'imagination de se représenter un de ces graves
mortels, sans un encadrement de besicles. En
médecine, les Chinois ont certainement la main
plus heureuse que l'esprit, et lorsqu'ils désertent
la logomachie, pour se lancer en pleine routine,

les malades y gagnent un léger espoir. Pourquoi pas, du reste ? La routine a ses inspirations légitimes et ses succès de témérité.

Tous ceux qui ont vu à l'œuvre les chimistes chinois, dans la préparation des sels minéraux, ont commencé par étouffer de dédain, pour la grossiéreté de leurs procédés, et ont fini par être émerveillés des cristaux, que ces barbares obtiennent et qu'ils étalent dans leurs boutiques... Toujours est-il que, depuis plus de mille ans, ils connaissent le mercure, qu'ils appellent « eau d'argent, » et tous ses composés, dont ils font un usage très-fréquent. Ils l'emploient d'abord comme vermifuge, et puis, soit seul, soit associé au camphre, à l'arsenic ou à l'alun, dans le traitement des dermatoses ; il est, cela va sans dire, leur remède souverain contre la syphilis.

Le sulfate de soude, autrement dit, sel de Glauber, *purifie le système* des habitants du Céleste Empire, depuis bientôt douze siècles ; seulement ils remplacent le nom de l'inventeur allemand, par celui de l'inventeur chinois, et l'appellent « la brillante poudre de *Hiouen.* »

Tout le monde sait que les Hollandais ont pris aux Chinois le moxa, qu'ils ont ensuite donné à l'Europe ; mais, il y a quelques années, on n'avait pas trop l'air de se douter, en France, que le traitement des fièvres, par l'arsenic, est d'un usage ancien et banal dans la médecine chinoise.

Mieux que cela : lorsque, dans ces derniers temps, les enthousiastes de l'hydrothérapie recommencèrent avec plus d'éclat, le bruit qu'ils

avaient déjà fait, autour du nom du paysan de
Graeffenberg, j'essayai de revendiquer en faveur
de M. Bégin, l'honneur d'avoir, le premier entre
les modernes, déterminé l'action physiologique
et les effets thérapeutiques de l'eau froide. C'est
en 1819, au mois d'octobre, le thermomètre étant
à 2°, que M. Bégin fit ses premiers essais de
l'eau froide, sous les remparts de Metz, en se
jetant tous les jours dans la Moselle, à huit heu-
res du matin. Quelques années plus tard, quand
Priessnitz inaugura son système, lui et les gué-
risseurs de son école avaient déjà oublié l'expérience personnelle et les préceptes tracés par
l'illustre chirurgien. Aussi bien je disais, à la
suite, et sous intention de malice, à tous les
chercheurs de priorité et à tous les prôneurs de
choses nouvelles : « Toutes les fois que la mé-
« decine produira une loi physiologique ou un
« moyen thérapeutique de quelque valeur, soyez
« assurés qu'un fureteur trouvera bientôt après,
« le germe de cette loi et l'indication de ce
« moyen, dans quelque livre oublié et revendi-
« quera la gloire de l'inventeur, en faveur de
« quelque rêveur inconnu, comme Fra Paolo et
« avant lui Servet, ont revendiqué, contre Har-
« vey, la découverte de la circulation du sang,
« laquelle était connue des Chinois deux cents
« ans avant J.-C.; comme la transfusion du sang,
« qui a fait du bruit il y a quelques années,
« remonte, avec tous ses détails, à Libavius,
« lequel Libavius l'avait sans doute volée à
« Médée, laquelle Médée, dans son temps, était
« apothicaire (le métier de Cléopâtre), mais était

« aussi sorcière, c'est-à-dire qu'elle tenait la
« chose du diable, qui en serait alors le premier
« inventeur. Invention du diable ; qui oserait le
« nier ? — Et l'hydrothérapie ? Sans doute c'est
« Priessnitz qui l'a copiée ; mais, pour ne pas
« remonter plus haut, celui qui l'a inventée,
« c'est Charmis, un médecin gaulois, qui floris-
« sait à Rome dans le premier siècle et condui-
« sait au bain de graves sénateurs, lesquels, au
« dire de Pline, se faisaient gloire de geler dans
« l'eau, absolument comme aujourd'hui. « *Usque*
« *ad ostentationem rigentes.* » — Or, je ne
« savais pas, en écrivant ces lignes, que les
« Chinois se traitent par l'eau froide, depuis
« Confucius... »

Jadis, lorsque de cruelles épidémies de varioles,
devenues moins fréquentes depuis l'introduction
de la vaccine par les Anglais, ravageaient l'Empire du Milieu, les médecins chinois pratiquaient
l'inoculation, contre le développement de la maladie. Leur méthode était barbare, sans doute,
mais le principe n'en existait pas moins. Cette
méthode consistait à prendre un peu de virus
sur un bouton de variole, à le faire sécher, le réduire en poudre et à l'introduire dans les na-
rines, comme une prise de tabac. L'introduction
se faisait dans la narine droite, pour les mâles,
et dans la narine gauche, pour les femelles : consécration du double principe du Yang et du Yin.
Il paraît que l'inflammation produite par le virus, gagnait rapidement les yeux et déterminait
fréquemment des cécités complètes.

Les prêtres bouddhiques avaient à peu près le

monopole de cette nouvelle manière d'aveu-
gler le pauvre monde ; aussi se sont-ils opposés
de toutes leurs forces à l'introduction de la vaccine. Il ont dans leur temple une idole appelée
*Notre Dame de la petite vérole*, comme nous
avons eu, en Europe, Saint-Cloud. qui guérissait
les furoncles, et Saint-Genou, pour désenfler les
rhumatismes, et l'on avait très-souvent recours à
leurs prières, pour obtenir la fin de la maladie.
Maintenant la sainte fait pitié ; les Anglais ont
ruiné ses revenus et ses miracles.

L'acupuncture, récemment installée dans notre
système thérapeutique, est aussi une découverte
très-ancienne de la routine chinoise. Dès le troisième siècle de notre ère, les médecins en faisaient des applications fréquentes dans leur pratique. Il s'en servent aujourd'hui contre le tic
douloureux de la face, contre le rhumatisme,
dans l'amaurose, la cataracte, la rétraction mus-
culaire, etc.

Un jour que le docteur Y,.. était en visite à
Canton, chez un médecin indigène, celui-ci lui
montrait des aiguilles à acupuncture, et le docteur
voulut savoir comment il en usait. Le Chinois
s'avança sur le seuil de sa porte, et, avisant un
enfant qui passait dans la rue, il le prit, l'emmena
de force dans la maison et, séance tenante, le
soumit à l'opération. L'enfant criait et pleurait de
n'avoir pas été au moins consulté, mais l'opéra-
teur ne le lâcha qu'après une expérience complète. Le procédé des Chinois ne diffère sensi-
blement du nôtre, que par cette liberté et ce

sans-gêne d'application. Ce médecin était, du
reste, à demi apprivoisé par les Européens, car,
en général, ses confrères n'agissent pas avec
tant de bonne volonté. Ils ont, pour les étran-
gers, une défiance absolue, et entre eux, ils ne
se témoignent pas une grande confiance. Lorsqu'un médecin croit avoir découvert un remède
à effet, il en fait sa propriété exclusive et se
garde bien d'appeler ses confrères au bénéfice
de son emploi. On peut les considérer tous
comme des détenteurs de remèdes secrets, qu'ils
exploitent, comme font nos charlatans, diplômés
ou non, dans les campagnes et à Paris, de leurs
robs, de leurs biscuits et de leurs onguents.
Aussi est-il très-difficile, pour ne pas dire impossible, de connaître la composition de ces recettes
de sorciers.

Les empiriques du Céleste Empire réussissent
pourtant à guérir, et même plus souvent que les
nôtres ; mais leurs succès se bornent au traitement des maladies, que nous appelons externes.
Dans les affections plus particulièrement inter-
nes ; fièvres continues, inflammations, les médecins chinois perdent leur génie et agissent en
homme de science. Ils tâtent gravement le
pouls, établissent de longues discussions sur les
humeurs, et droguent le malade d'une façon
irrésistible. Si le malade ne va pas mieux, et
cela est certain, ils défilent un long chapelet de
bonnes paroles, pour le consoler et l'encourager
à une deuxième dose, et, enfin, s'il meurt, ils
se justifient sentencieusement, en répétant l'a-

dage que nous conaissons : « La médecine peut
dompter les maladies ; mais non pas le destin ! »
— Ici se termine ce que j'avais à dire, sur la
médecine et les médecins de la Chine. Il me
paraît cependant impossible de finir cet aperçu,
sans ajouter un mot sur l'affreuse coutume, qui
mutile les pieds des femmes de ce pays. L'origine en est fort ancienne, et, chose à peine
croyable, elle n'est qu'un caprice de grande dame,
adopté et généralisé par la mode !

En l'an 1900 avant J.-C.. une grande dame
trouva charmant et coquet de resserrer ses jolis
petits pieds, dans des bandelettes de brocart. au
point de ne pouvoir plus se tenir sur ses jambes,
ni marcher sans le secours de ses mains. L'exemple eut un succès prodigieux, devint une épidémie
et s'étendit bientôt, des amies et des rivales de la
belle capricieuse, à toutes les femmes de l'Empire. Celles-ci l'imposèrent à leurs filles ; la mode
l'exagéra jusqu'à la fureur ; la compression devint
une mutilation, et la coquetterie ne fut satisfaite
que lorsqu'elle eut réduit le pied à l'état de moignon informe ! Aujourd'hui cette mutilation reste,
comme un signe d'aristocratie, dans les mœurs
chinoises. Il n'y a que les femmes de la dernière
classe, qui marchent sur les pieds de nature.
Néanmoins, l'Impératrice et les femmes de la
famillle impériale ont aussi le grand pied ; mais
on sait que la dynastie régnante en Chine, est
d'origine Mandchoue et non d'origine Chinoise.

Il serait curieux de rechercher l'influence, que
cette pratique a pu avoir sur la constitution
sociale de l'empire du Milieu. Pour ma part, je

n'hésite pas à la considérer comme la cause
unique de la stabilité des institutions de ce pays.
Jamais peut-être, l'influence des femmes sur les
mœurs d'une nation, n'a été aussi flagrante. Les
conquérants se sont disputés successivement le
gouvernement de la Chine, les dynasties mongo-
les et tartares se sont succédées et renversées
tour à tour, la nation chinoise est toujours res-
tée la même; inébranlable dans ses coutumes
et dans son respect fondamental, pour la constitution de la famille. Évidemment, c'est parce
que la femme, condamnée à la séquestration,
n'a jamais déserté le foyer domestique.

Dès leurs premières années, les petites filles
sont soumises à la déformation du pied. Les orteils,
ployés en dedans, sont comprimés par des bandelettes de coton rouge, lesquelles sont ensuite
solidement maintenues, par un bandage en huit
de chiffre. Cette compression, persistante et gra-
duée, se prolonge sans une trop grande souf-
france, jusqu'à l'âge de 10 à 12 ans ; mais, à cet
âge, l'arrêt du développement osseux et le déplacement qui l'accompagne, causent des douleurs
très-vives et constituent une véritable maladie.
Il n'est pas rare de voir les jeunes filles s'étioler
et mourir, dans les douleurs de ce travail anti-
naturel. Mais ce n'est qu'un temps d'épreuve,
et, quelques années après, la femme est fière
de son pied lilliputien, qu'elle garnit coquette-
ment de bracelets de Jade.

Il est facile d'imaginer la difficulté extrême,
que les femmes chinoises éprouvent, pour marcher sur ces moignons étriqués. J'ai eu l'occa-

sion d'en voir deux, exécutant ce pénible exercice. Je ne puis mieux les comparer qu'à des
chattes, dont on aurait emprisonné les pattes
dans une coquille de noix. Elles avancent en tro-
tillant, les bras étendus, en guise de balancier,
et elles se livrent à des mouvements irrésolus et
guindés, qui font craindre à chaque instant pour
leur équilibre.

Assurément cela ne pourrait séduire aucun de
nos lecteurs ; mais les Chinois trouvent dans ces
oscillations, une grâce charmante ! et comme
d'ailleurs, ils sont beaucoup plus forts en litté-
rature qu'en orthopédie, ils les comparent aux
balancements du saule agité par la brise...

Dr CASIMIR DAUMAS.

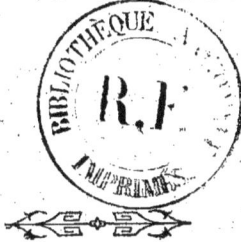

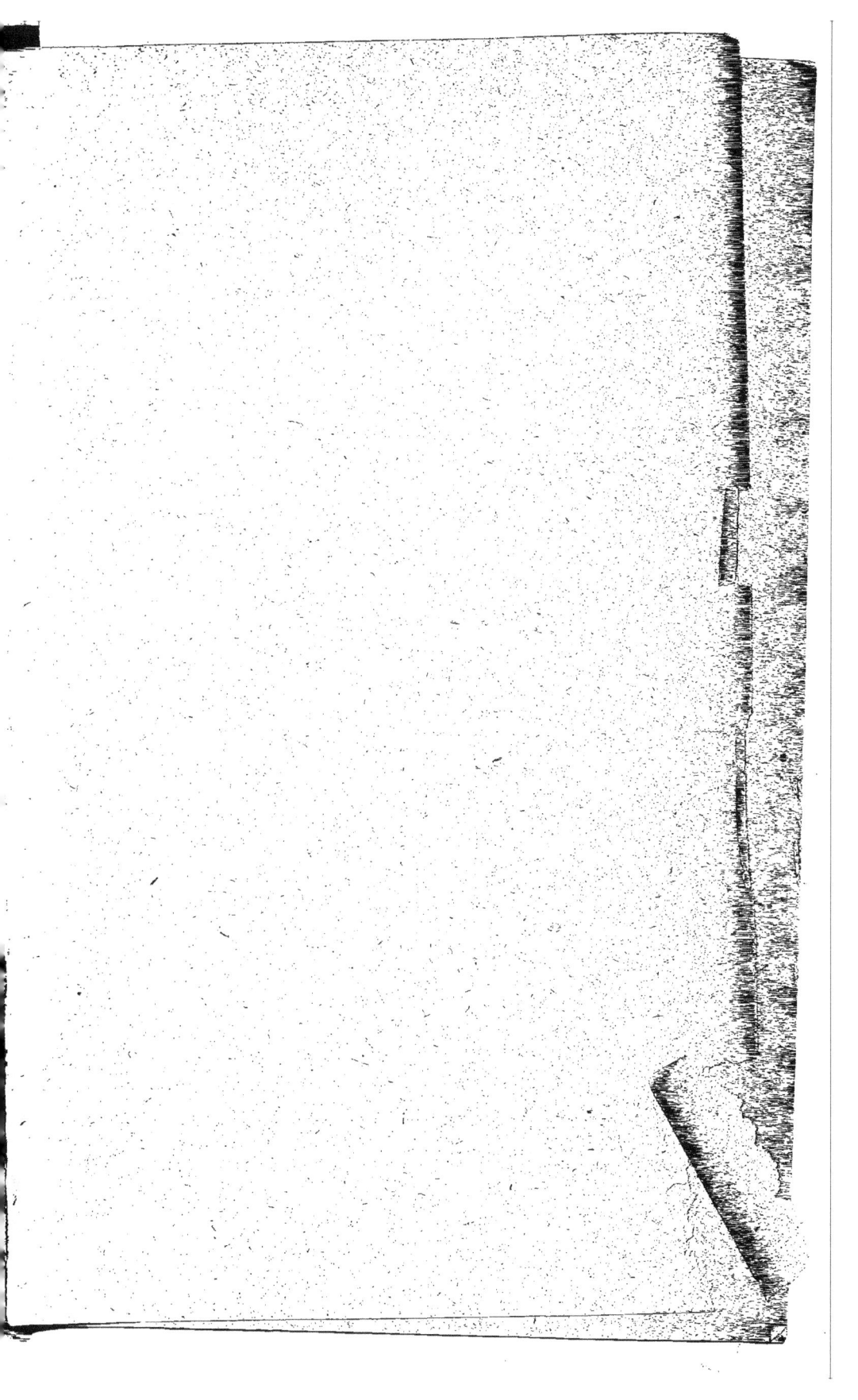

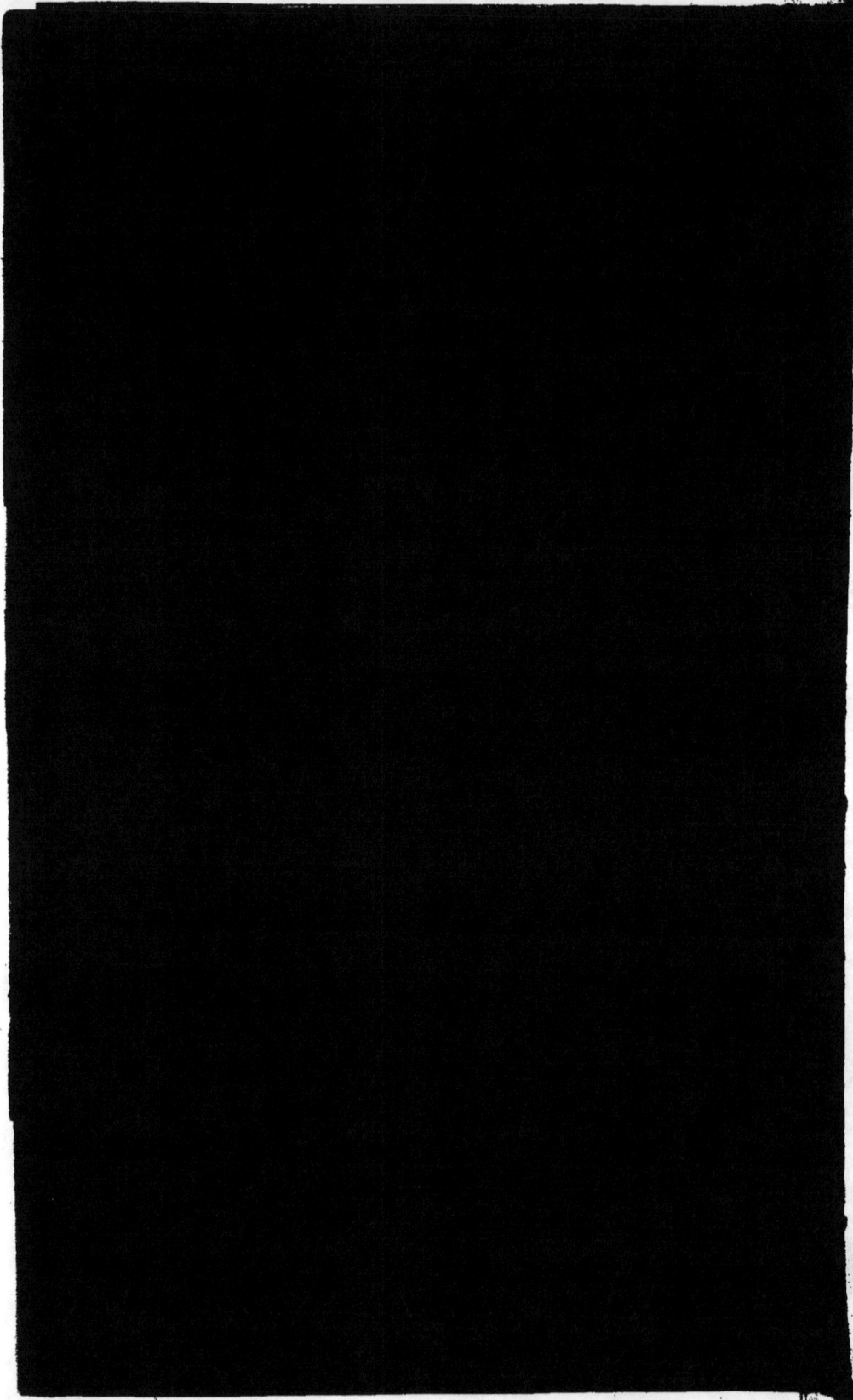

www.ingramcontent.com/pod-product-compliance
Lightning Source LLC
Chambersburg PA
CBHW070832210326
41520CB00011B/2228